MÉMOIRE

SUR LA

VACCINATION OBLIGATOIRE

ADRESSÉ EN 1881

AUX DEUX CHAMBRES FRANÇAISES

PAR

MAURICE DEUTSCH,

MÉDECIN

DEUXIÈME ÉDITION

PARIS

IMPRIMERIE PAUL DUPONT

4, RUE DU BOULOI, 4

—

1897

MÉMOIRE

SUR LA

VACCINATION OBLIGATOIRE

ADRESSÉ EN 1881

AUX DEUX CHAMBRES FRANÇAISES

PAR

MAURICE DEUTSCH,

MÉDECIN

DEUXIÈME ÉDITION

PARIS

IMPRIMERIE PAUL DUPONT

4, RUE DU BOULOI, 4

1897

MÉMOIRE

LA VACCINATION OBLIGATOIRE

ADRESSÉ EN 1881

AUX DEUX CHAMBRES FRANÇAISES

MESSIEURS LES SÉNATEURS, MESSIEURS LES DÉPUTÉS,

Une loi antilibérale, antisociale, antinationale, anti-démocratique et impolitique, concernant la vaccination obligatoire et répétée à différentes époques de la vie, a été soumise à vos délibérations et adoptée en première lecture ; et bien que le but apparent de ce Mémoire soit de démontrer sa superfluité, j'ai beaucoup plus à cœur, pour obéir à un devoir sacré et humanitaire, de mettre hors de doute le bien fondé des qualifications que mériterait la loi en question.

1. — La loi est antilibérale, parce que sous le prétexte spécieux, que la société est en droit de se prémunir contre la contagion et, dans ce but, de forcer chacun de ses membres de se soumettre à des vaccinations répétées, pour diminuer ainsi les chances d'être affecté soi-même par le poison et de le communiquer ensuite à autrui, elle impose à chaque citoyen français le devoir d'accepter comme dogme social et indiscutable une théorie scientifique avec toutes ses conséquences pratiques, fussent-elles terribles. Mais alors, Messieurs,

vous justifieriez indirectement le principe réactionnaire des théologiens que, pour protéger la société des croyants contre le poison de la libre-pensée, il soit permis de se servir des antidotes employés par les fanatiques de toutes les zones et de toutes les époques, et logiquement vous leur donnez le droit de comprendre dans le même ostracisme le libre-penseur et le croyant dissident.

II. — La loi est antisociale, parce qu'elle ouvre la porte à une masse de maladies intérieures et extérieures, et cela indépendamment de la qualité du vaccin employé. Mais le mémorialiste a, en outre, eu l'occasion de constater les effets funestes d'un vaccin corrompu; car il a eu à traiter à Hartford (Etat de Connecticut) un garçon de cinq ans, qui le devait à la vicieuse qualité de la substance inoculée, d'être devenu bossu et paralytique, et d'avoir eu les articulations du pied droit relaxées.

III. — La loi est antinationale, parce qu'elle aura pour effet de multiplier à l'infini des organisations rabougries, et d'ajouter à l'infécondité volontaire ou involontaire de la race française un autre élément de faiblesse et d'infériorité vis-à-vis de l'envahisseur étranger, qui n'a pas cessé d'être aux aguets.

IV. — La loi est antidémocratique, parce qu'elle sera éludée par la classe aisée, en obtenant la connivence du médecin, soit comme cliente, soit par la corruption pure et simple, et analogue à celle qui autrefois a eu lieu pour échapper à la loi de recrutement ; et à ce premier tort s'ajoutera encore celui que précisément la classe, dont tout le capital consiste dans ses bras et sa vigueur physique, sera atteinte et compromise par la loi.

V. — La loi est impolitique et partiale, parce que l'étranger visitant la France jouira d'une immunité qui est refusée aux nationaux et qui, en outre, diminuerait les effets visés et attendus de l'exécution de la loi.

Ces arguments, Messieurs, garderaient leur entière force, même s'il n'existait pas un moyen de combattre la maladie en question ; à plus forte raison ils s'imposent lorsque non seulement ce moyen ne fait pas défaut, mais qu'il est encore souverain et absolu dans son action médicatrice, et démontré comme tel par les résultats obtenus dans un hôpital de varioleux sur neuf malades, choisis parmi les pires et comme les spécimens les plus concluants. Ces résultats, Messieurs, sont consignés dans un document émanant du médecin de l'hôpital des varioleux de Cleveland, dans l'Etat d'Ohio, et authentiqué par les légalisations, affixées par le Maire de la même ville, la Cour du Comté de Cuyahoga, le Consul Général des Etats-Unis d'Amérique à Paris, et enfin par le Ministère des Affaires Etrangères de France, et dont je fais suivre ici le texte dans la langue de l'original et dans la traduction française.

« I, Thomas Hannan, Physician of the Hospital for
« contageous diseases of Cleveland, in the State of
« Ohio, herewith testify that upon an introductory letter
« from Dr. Prentice, Physician of the Cleveland
« Marine Hospital, presented to me by C. T. Vaupel,
« druggist of this City, and moreover upon the latter's
« recommendatory verbal explanations, as well as
« upon the statement, that Dr. Maurice Deutsch of this
« City is in possession of a remedy which he had with
« unfailing success administered in Europe to patients
« affected by the genuine smallpox or variola : I resol-
« ved for the sake of humanity and upon the recei-
« ved assurance that upon expropriation by hereunto
« looking generous provisions of Congress, or by allo-
« wance, made by foreign Governments, or otherwise
« brought about by means of public subscriptions, the
« new secret formula of the said remedy schall become
« the common good of mankind and accessible to every
« member of human society, to try its effects upon the
« worst of the whole amount of the cases then present,
« and now rejoice in being able to state to my own
« satisfaction that the eight (*) patients choosen so for

(*) L'original dit erronément *eight* au lieu de *nine*.

« the purpose of experimentation and nominally men-
« tioned here in the interest of truth and humanitarian
« ends, named :

Name	Nativity	Age	Time Came		Time Left	
Emile Donhauser,	German	29	Dec.	3	Dec.	25
Mrs. Schultz,	German	32	"	6	Jan.	1
Frank Hoduct,	German	27	"	12	"	15
Michael Peil,	Bohemian	22	"	14	"	20
Philip Wright,	American	25	"	16	"	11
T. Havlicek,	Bohemian	22	"	16	"	19
Mat. Stewn,	German	18	"	23	Feb.	22
T. H. Ireland,	American	26	"	25	Jan.	19
Carrie Hess,	Bohemian	16	"	29	Feb.	22

« have not only perfectly recovered, but during the
« progress of their treatment presented the hitherto
« unknown spectacle that the symptoms in all the spe-
« cified cases appeared and disappeared with the same
« mathematical regularity and astonishing rapidity :
« so much so that in all of them the eruption was com-
« plete on the second day, the fever gone on the third
« day, the desquammation perfected after a very brief
« period of time, *and without leaving the least mark
« upon the face*, and that upon the whole the patients
« bore their terrible illness with such ease and cheer-
« fulness that they indulged in smoking and playing
« with cards, and excited the amazement of thei
« attendants, who, during their long stay in this place
« of refuge, never witnessed such unwonted sights.
« But the highest test for the irresistibility of the
« curative powers of the said remedy was afforded by
« the entirely successful treatment with it of a case of
« black smallpox, presented by the ninth patient,
« (name Carrie Hess, age 16 years) who entered the
« hospital the 29 of December 1871, and was, on
« account of the exceptional and hopeless character of
« her complaint, visited by four prominent physicians
« of this city and whose recovery therefore excludes
« all doubts as to absoluteness of the therapeutic action
« of the mentioned remedy upon any case of smallpox.
« — Thomas *Hannan*, District Physician, Cleveland,

« Ohio. — I, hereby certify that Dr. Thomas Hannan,
« whose signature is attached to the above instrument,
« is District Physician of this City and in charge of
« the Hospital for contagious diseases. F. W. Pelton,
« Mayor. Cleveland, Feb. 24th, 1872. (L. S.). — I,
« Frederick S. Smith, Clerk of the Court of Common
« Pleas in and for said County do hereby certify, that
« honorable F. W. Pelton, who signed the above Certi-
« ficate, is Mayor of the City of Cleveland and that his
« signature above written is in his own handwriting.
« Witness my signature and the seal of said Court at
« the City of Cleveland, this 24th day of july A. D.
« 1872. Frederick S. Smith. (L. S.). — United States
« Consulate General. — The Seal and Signature of the
« Clerk of the Court of Common Pleas of Cuyahoga
« County, State of Ohio, are hereby duely legalised at
« this Consulate General. Paris, March, 21, 1881.
« George Walker, U. S. Consul Général. (L. S.).

Le Ministère des Affaires Étrangères certifie véritable
la signature de M. George Walker, Consul Général des
Etats-Unis d'Amérique.

Paris, le 29 mars 1881.

Pour le Ministre, pour le Chef de bureau délégué,

E. CORPEL.

(TRADUCTION)

Je, Thomas Hannan, Médecin de l'Hôpital pour les
maladies contagieuses de Cleveland, Etat d'Ohio, certifie par le présent que, sur une lettre de présentation du
Dr. Prentice, Médecin de l'Hôpital de Marine à Cleveland, laquelle m'a été remise par C. T. Waupel, dro-
guiste de cette ville, et en outre à la suite des explications
verbales et des recommandations faites par celui-ci,
comme aussi sur sa déclaration que le Dr. Maurice
Deutsch de cette ville, se trouvait en possession d'un

remède qu'il avait administré en Europe, avec un succès infaillible, à des malades atteints de la véritable petite vérole : j'ai résolu dans l'intérêt de l'humanité et sur l'assurance qui m'a été donnée, que par l'appropriation, effectuée soit au moyen des généreuses allocations faites dans ce but par le Congrès, soit par une appropriation consentie par des gouvernements étrangers, ou bien opérée à l'aide des souscriptions publiques, la secrète formule nouvelle dudit remède tomberait dans le domaine public et serait accessible à chaque membre de la société humaine, d'en expérimenter les effets sur les malades le plus gravement atteints parmi le nombre total des cas alors présents ; et j'ai la joie aujourd'hui de pouvoir déclarer pour ma propre satisfaction que les huit (*) malades choisis pour mes expériences, et nominativement mentionnés ici dans l'intérêt de la vérité et des fins humanitaires, savoir :

Noms	Nationalité	Age	Jour de l'entrée		Jour de la sortie	
Emil Donhauser,	Allemand	29	Déc.	3	Déc.	25
Mrs. Schultz,	Allemand	32	»	6	Janv.	1
Frank Hoduct,	Allemand	27	»	12	»	15
Michael Feil,	Bohémien	22	»	14	»	20
Philip Wright,	Américain	23	»	16	»	11
T. Havlicek,	Bohémien	22	»	16	»	19
Mat. Stewn,	Allemand	18	»	23	Févr.	22
T. H. Ireland,	Américain	26	»	25	Janv.	19
Carrie Hess,	Bohémien	16	»	29	Fév.	22

ont non seulement recouvré complètement leur santé, mais ont présenté pendant le cours de leur traitement le spectacle inconnu jusqu'alors, que dans tous les cas spécifiés ci-dessus les symptômes apparaissaient et disparaissaient avec la même régularité mathématique et une rapidité étonnante à un tel point que, dans tous l'éruption était complétée le second jour, la fièvre avait disparu le troisième jour, la desquammation était accomplie après une période assez courte *et sans laisser la moindre trace à la figure*, et que, en somme, les

---

(*) L'original dit erronément *huit* au lieu de *neuf*.

sujets supportaient leur terrible maladie avec une gaieté et sérénité, qu'ils s'abandonnaient au fumer et au jouer aux cartes, et qu'ils excitaient l'étonnement des gardes-malades, qui durant leur séjour prolongé dans ce lieu d'asile, n'avaient jamais assisté à une scène si inusitée.

Mais la plus décisive preuve de l'irrésistibilité des vertus curatives du remède a été fournie par son application entièrement réussie dans un cas de petite vérole noire, présenté par le neuvième sujet (nom, Carrie Hess, âge 16 ans), qui était entré à l'hôpital le 29 décembre 1871, et qui à cause du caractère exceptionnel et désespéré de la maladie, avait été visité par quatre médecins proéminents de cette ville, et dont la guérison, en conséquence, exclut tout doute quant au caractère absolu de l'action thérapeutique dudit remède dans n'importe quel cas de petite vérole. — Thomas Hannan, médecin de district à Cleveland (Ohio). — Je certifie par le présent que le Dr. Thomas Hannan, qui a apposé sa signature au document ci-dessus, est médecin du district de cette Ville, et chargé de la direction de l'Hôpital des maladies contagieuses. F. W. Pelton, Maire. Cleveland, febr. 24 1872. (L. S.)—L'État d'Ohio, Comté de Cuyahoga. Je, Frédérick S. Smith, greffier de la Cour des Common Pleas dans et pour ledit Comté, certifie par le présent que l'honorable F. W. Pelton, qui a signé le Certificat ci-dessus, est Maire de la Cité de Cleveland, et que la signature écrite ci-dessus, est dans l'écriture de sa propre main. Témoin ma signature et le sceau de ladite Cour, dans la Cité de Cleveland, ce 24 jour de juillet, A. D. 1872, Frederick S. Smith. (L. S.) — Consulat Général des États-Unis. Le sceau et la signature du greffier de la cour des Common Pleas du Comté de Cuyahoga, État d'Ohio, sont par le présent dûment légalisés à ce Consulat Général. Paris, le 26 Mars, 1881. George Walker, Consul Général. (L. S.) — Le Ministère des Affaires Étrangères certifie véritable la signature de M. George Walker, Consul

Général des Etats-Unis d'Amérique. Paris, le 29 Mars 1881.

Pour le Ministère, pour le Chef de bureau délégué,

E. CORPEL.

Mais ce document, Messieurs, ne fournit pas la somme entière de la puissance antivariolique du remède, et le temps de la deuxième délibération est trop près pour m'appesantir plus longuement sur les exploits qui m'ont fourni les résultats les plus inattendus par moi-même, et obtenus sur des varioleux, déjà en danger de mort avant mon intervention.

Et d'autre part, Messieurs, son empire est bien plus vaste que son nom n'implique; car non seulement il guérit souverainement toutes les autres fièvres éruptives, comme la scarlatine, la rougeole, etc., mais il ajoute encore à ces qualités exceptionnelles cette autre, que le principe contagieux est entièrement éliminé par lui de l'organisme, tandis que tout autre mode de traitement, malgré une guérison apparente, n'extirpe jamais complètement le mal et donne lieu, tôt ou tard, à la création d'une autre maladie, appartenant toujours à l'ordre chronique des maladies extérieures ou intérieures, et pouvant par une anamnèse circonspecte être tracée à une ancienne fièvre éruptive.

L'exactitude de cette double assertion, Messieurs, sera suffisamment illustrée, d'abord par deux exemples, qui feront voir les conséquences des guérisons imparfaites, et ensuite par d'autres, qui auront trait à la valeur thérapeutique, exhibé par mon Antivariolique dans le traitement d'autres fièvres éruptives.

J'ai eu occasion à traiter à Cleveland (Ohio) un haut personnage, *Monsieur Sherman, Juge fédéral et frère du célèbre Sherman*, Général en Chef de l'Armée des Etats-Unis d'Amérique, et du Sénateur du même nom; et son cas consistait dans deux ulcères ichoreux, situés dans la région de l'os zygomatique et dus à l'emploi d'un procédé extérieur, dont il avait fait usage cinq ans avant mon traitement, pour empêcher la variole de laisser ses empreintes sur la figure. Ensuite, il y a deux ans et demi, il m'était échu, à Paris même, de traiter un garçon de six ans qui, après avoir été guéri à l'âge de quatre ans d'une scarlatine, devint bientôt après la proie d'une grave forme de maladie de cœur, jointe à une déformité du thorax au côté gauche, — affections dont la cause manifeste fut le principe contagieux de la scarlatine, incomplètement combattu. Cette théorie, Messieurs, reçoit un double témoignage, d'abord par la disparition complète de la maladie du cœur après l'apparition d'un goître fortement développé; ensuite par la contre-preuve fournie par le fait, que cette même maladie de cœur a réapparu après que l'enfant, qui pour jouir de l'air pur de la campagr avait été envoyé dans un village éloigné de Paris, y avait subi par le médecin de la localité l'opération de l'incision du goître.

Je citerai maintenant, Messieurs, quelques autres cas de fièvres éruptives, guéries par mon Antivariolique. C'est ce même garçon, Messieurs, auquel pour ses maladies consécutives je donnai mes soins et dont les parents demeuraient à cette époque au n° 17 de la rue Saint-Fiacre, qui entre le 15 et 20 janvier 1879, avec six autres de ses petits collègues, a été attaqué par la rougeole dans l'école établie alors dans la même maison, mais transférée depuis au n° 9 de la rue de Mulhouse, et qui ensuite a communiqué à sa petite sœur, âgée alors de trois ans, cette même contagion, qui a nécessité la fermeture temporaire de cet établissement scolaire. Tous les deux enfants, dont les parents demeurent actuellement au n° 53, boulevard Strasbourg, et se nomment *Petros*, ont été traités et promptement guéris avec mon Antivariolique.

A Cleveland (Ohio), l'enfant d'un pharmacien, âgé de dix-huit mois et affecté depuis trois mois en différentes parties du corps d'une maladie cutanée, à laquelle dans le quatrième mois de la maladie s'était associée une scarlatine, laissant peu d'espoir, a été guéri par mon Antivariolique, dans l'espace de dix jours, de sa double maladie. Le médecin de l'hôpital des varioleux, de qui émane le certificat intercalé dans ce Mémoire, a essayé le même remède sur un enfant atteint de scarlatine, et obtenu le même résultat.

A Hartford (Connectitut), à l'époque où j'y pratiquai, avait éclaté dans un seul des quartiers de la ville une épidémie de fièvre éruptive d'un nouveau genre, mais dont les données ne sont plus présentes à mon esprit; deux écoliers, cousins et âgés respectivement de dix et douze ans, qui en étaient atteints et appartenaient à des familles dont je fus le médecin ordinaire, ont été guéris avec mon Antivariolique dans l'espace de trois jours.

En 1860, à Châlons-sur-Marne, j'ai traité et guéri avec le même remède le nommé Froment, âgé de dix-sept ans, dont la vie était fort menacée par une suette miliaire avancée, et traitée avant mon intervention par le médecin ordinaire de la famille.

En 1853, un an avant d'avoir quitté la Hongrie pour l'exil, j'avais administré le même remède à une petite-nièce de deux mois, dont le cou portait douze pustules charbonneuses noires, de la grosseur d'une noisette; étant alors chez ma sœur à Pakratz, une calèche venait me chercher, pour me conduire à la localité, où demeuraient ses parents, et où j'étais arrivé après un rapide voyage de deux heures. Mais l'enfant, dont les convulsions avaient déjà cessé, ne donnait plus des signes de vie lors de mon arrivée, et il ne me restait qu'à faire ouvrir la bouche, pour laisser glisser au hasard une mince dose de mon Antivariolique dans son gosier, me rendant après l'opération dans une autre chambre, pour y attendre le résultat ; j'y restai seul pendant trois heures, pendant que ma nièce, restée auprès du berceau, continuait à verser d'abondantes larmes. Trois heures passées, ma nièce entrait chez moi et remplie de joie, en m'embrassant, me fit savoir, que l'enfant, revenue à la vie, ouvrait les yeux et prenait le sein. Quelques heures plus tard l'éruption avait de nouveau fait son apparition autour du cou, pour de nouveau disparaître dans la matinée suivante et être remplacée par de violentes convulsions. Nous étions alors dans la période de Novembre, et comme le berceau touchait avec un de ses côtés longitudinaux une deuxième porte, mais verrouillée, je me mettais à examiner la porte, et l'ayant trouvé fendue, j'attribuais la récidive à l'entrée de l'air à travers la crevasse; et après avoir conseillé, de la boucher à l'aide de bords de drap, je reprenais le même mode de traitement, et dans la même journée la miraculeuse sortie de l'éruption charbonneuse avait de nouveau fait disparaître tous les phénomènes morbides. Cette petite-nièce est encore en vie et en pleine santé et vit à *Zagrab* (Hongrie), et cette cure miraculeuse m'a sauvé plus tard d'un immense malheur, lorsque, vivant en 1854 en Exil à Turin, l'Autriche, pour des motifs politiques exposés dans mon « *Fiat Lux* », avait sollicité mon extradition pour prétendue *aberration mentale ;* car le mari de ma nièce, lui aussi mon cousin, m'avait expédié en 1854-55 800 francs, qui me permirent de lutter contre les efforts diplomatiques de l'Ambassade d'Autriche jusqu'à l'intervention de mes glorieux sauveurs italiens, dont les noms figurent sur leur Certificat publié dans mon *Fiat Lux*, et parmi lesquels se trouve comme principal instrument *le Lieutenant San Martino, entraînant l'intervention active de ses deux oncles comtes San Martino, membres du Parlement,* dont un des héritiers est précisément ce Général de San Martino, aide de camp de Sa Majesté Umberto I, Roi d'Italie, envoyé ces jours-ci pour saluer Son Excellence Monsieur Félix Faure, Président de la République Française, à son approche des frontières italiennes.

En résumant maintenant les idées exposées et les faits cités, il en résulte, Messieurs, que le vaccin, même emprunté aux meilleures sources, est pernicieux pour la santé publique, mais tout à fait délétère dans ses effets, lorsque tiré d'une source corrompue, — que la somme du mal produit par lui augmente nécessairement avec le nombre des inoculations répétées, — que les prôneurs de la vaccination, en conseillant les réitérations de l'opération, reconnaissent eux-mêmes son impuissance pour le bien, — que le but de la vaccination, fût-elle avantageuse nonobstant les assertions contraires de praticiens célèbres d'Allemagne, serait frustré par les promiscuités inévitables du Français avec ses hôtes étrangers, comme aussi par le contact mutuel et multiple résultant des relations internationales, — que la vaccination répétée serait illusoire et n'atteindrait que le pauvre, à qui manqueraient les moyens de corruption, — que les flots du vaccin deviendraient le Pactole des vaccinateurs et que le désir d'échapper à la rigueur de la loi moyennant une faveur achetée, créerait une espèce de corruption, qui affecterait comme une autre contagion le sens moral de la nation ; mais que, par contre, les inconvénients physiques et moraux résultant de la vaccination unique ou répétée, comme aussi la mortalité, causée aujourd'hui directement ou indirectement par la totalité des fièvres éruptives, disparaîtraient par l'emploi général de mon Antivariolique, qui par cela même rendrait superflu tout procédé prophylactique, bon ou mauvais, opposé maintenant à la variole, et protégerait, en outre, le cas échéant, la partie faciale contre les ravages causés par cette maladie, mais avertis maintenant par un procédé extérieur, qui devient la semence d'affections à venir.

Messieurs les Sénateurs, Messieurs les Députés, bien que ce Mémoire ne s'occupe qu'implicitement des qualités thérapeutiques de mon remède Antivariolique, je voudrais ne pas être soupçonné de parler *pro domo*, et s'il s'en occupe comme d'un moyen démonstratif, son but réel est de prémunir la France, à laquelle chaque

Hongrois est attaché par l'amour sucé avec le lait maternel, contre le danger certain de dépérissement national ; et que la loi de la revaccination obligatoire soit adoptée ou rejetée en deuxième lecture, elle ne touche pas aux mérites de mon remède, qu'il gardera aussi longtemps que la terre avec ses misères sera la demeure de l'homme, pour la variole aussi bien que pour les autres genres des fièvres éruptives, et en France aussi bien que sur toute la face du globe. C'est donc, Messi...rs, avec le plus complet désintéressement personnel, et uniquement pour vous éclairer comme législateurs, que j'ai pris la liberté de vous conseiller, de vous inspirer de tous les arguments humanitaires, comme de ceux qui ont trait aux intérêts nationaux et sont passés en revue dans ce Mémoire, avant que vous procédiez au vote solennel et définitif sur cette grave loi d'hygiène publique qui, suivant qu'elle sera adoptée ou rejetée, fixera en bien ou en mal le lointain avenir de vos destinées nationales.

Messieurs les Sénateurs, Messieurs les Députés, j'aurais fini ma tâche, et le caractère du sujet même m'interdirait d'y ajouter quoi que ce soit qui lui fût étranger ; mais le hasard a voulu que je porte un nom omineux, qui a appartenu aussi à un Autrichien, natif de Moravie, qui n'est plus en vie depuis quelques années, mais qui fut connu à Paris sous le nom de *Simon Deutsch*, comme banquier, collaborateur du journal *Le Temps* et caissier de la *Commune*, en quelle qualité il a été jugé, mais acquitté par le conseil de guerre. Mais non seulement, Messieurs, que je n'avais aucune parenté avec le même individu et que j'appartiens à une autre nationalité, mais je l'avais même dénoncé à l'ambassadeur ottoman à Washington, Aristarchi Bey, dans une lettre qui est destinée un jour à voir la lumière, pour faire la clarté sur la connexité qui existe entre les intrigues contre l'empire ottoman et celles menées contre la France et l'Italie (*).

(*) Cette lettre se trouve maintenant publiée dans l'original et en traduction, dans mon « Fiat Lux », publié en 1886, à Paris.

Sans doute, Messieurs, il n'y a rien de plus commun que de se rencontrer dans un même nom, et je n'aurais pas à redouter un malentendu, s'il n'y avait pas une puissante action secrète et un intérêt supérieur d'exploiter cette malencontreuse circonstance contre moi aux yeux des Autorités et du Peuple français ; car depuis que, en 1855, l'Autriche, par des raisons de haute politique, avait sollicité auprès du Cabinet de Turin, en basant sa demande sur une prétendue aliénation mentale, mon extradition, d'abord accordée, mais finalement refusée, il a plu à cette Puissance d'engendrer à mon égard, et par les moyens les plus actifs, dans tous les pays de mon exil, en Angleterre, en France et en Amérique, des notions calculées de m'attirer la haine des autorités et des peuples qui me donnaient l'hospitalité, et me préparaient une espèce de vie, inconnue dans le domaine de la fiction. Plusieurs honorables membres du Parlement français ont participé dans ces erreurs, fomentées à dessein, et votre grand poète national lui-même, que la France venait de fêter récemment, et que dans mon ouvrage *Chansons d'un mineur de trésors*, publiés en 1847 à Altona à cause des rigueurs de la censure austro-hongroise, j'ai glorifié suivant ses mérites exceptionnels, ne m'a pas répondu lorsque, il y a deux ans, j'avais publié séparément ce poème en traduction française et lorsque je lui en avais adressé un exemplaire, accompagné d'une lettre. C'est aussi à cette situation unique, Messieurs, que j'ai fait allusion lorsque, en 1865, dans mes « *Visions* » publiées à Chalon-sur-Saône en deux langues et épuisées avant mon départ pour l'Amérique en 1869, j'y écrivais, page 37 :

A la voix créatrice du Souven'r,
O paradis de ma vie !
Tu avais surgi avec ton poison
Et avec le poignard de l'ange du Repentir.

Je te vis renaître, ô Temps,
Où ma tranquillité fut l'Abel,
Qui avait choisi le Dieu de la Liberté
Et lui avait offert sacrifice sur sacrifice

> Où j'avais abattu la Tranquillité,
> Et où l'impétueux esprit d'un vengeur,
> Avec la puissance de l'ouragan,
> M'avait chassé devant lui, isolé comme Caïn.

Mais j'ai hâte, Messieurs, de me faire connaître par moi-même et de subtituer la vérité aux illusions factices, entretenues par mes adversaires, et cette précaution est d'autant plus urgente que, avant mon retour en France en 1877, mes adversaires, que je n'ai pas besoin de nommer, en achetant le collaborateur du célèbre Général Butler, auquel j'avais confié mes papiers de naturalisation pour l'obtention d'un passe-port, m'ont voulu frustrer de cet important document de Citoyenté, en faisant faussement déclarer, qu'il avait été consumé par le feu du wagon du chemin de fer incendié, qui l'amenait à Washington, bien que mes démarches officielles eussent réussi à dévoiler l'intrigue et m'eussent fait entrer dans la possession de mon document en question.

Je suis, Messieurs, de nationalité hongroise et né en 1814 à Veszprém, chef-lieu du même Comté, et ma nationalité et le nom de mon lieu de naissance figurent dans mes documents d'examens de philosophie et de médecine, — dans mon passeport, obtenu en 1855 à Turin sur la base de mon passeport hongrois, resté comme garantie entre les mains de mon sauveur, le comte Michelini, membre du parlement piémontais, — dans ceux, obtenus en France d'après les indications du passeport turinois, et dont le dernier, délivré par la Préfecture à Strasbourg en 1869, est encore en ma possession, — dans mes papiers de naturalisation et le passeport décernés dans les États-Unis d'Amérique sur la base des passeports précités, — dans mes Certificats de séjour comme malade dans les hôpitaux de Padoue, Venise et Prague, — dans le Certificat de ma maladie chronique pulmonaire, signé par un médecin de l'hôpital général de Vienne, par le

Professeur Skoda et par le Protomédicus de la Basse-Autriche, et légalisé par le Collège des docteurs de Vienne, — Certificat, nécessaire dans les circonstances politiques d'alors pour ceux qui furent politiquement suspects, afin d'obtenir un passeport pour Nice, — ensuite dans mes ouvrages poétiques, publiés à Altona et en France et, enfin, dans le Certificat turinois, portant vingt signatures légalisées de personnages officiels ou autrement attitrés, et délivré pour servir comme témoignage contre les assertions autrichiennes et la déclaration du médecin de la prison, qui avait signé cet infâme certificat, m'attribuant une *aberration mentale*, après m'avoir regardé à travers la porte entr'ouverte de la salle de police, à onze heures du soir et à une distance de vingt pas, sans proférer une autre syllabe hors du mot approbatif *Bene*, et dont la signification était: *Veni, vidi, vici.*

— D'autre part, Messieurs les Sénateurs et Messieurs les Députés, mes sympathies ardentes pour la France, que j'adorais dès mon enfance, et pour l'Italie, ces peuples jumeaux, destinés à lutter un jour ensemble et en compagnie de la Suisse, menacée comme vous-mêmes, contre l'Europe unie du droit divin, éclatent dans mes ouvrages, — elles s'étalent dans une lettre, adressée avec d'autres documents fort importants en 1870 de l'autre côté de l'Atlantique, et par l'intermédiaire du commandant d'un des navires appartenant à la Compagnie Transatlantique, à l'illustre homme d'Etat, Léon Gambetta, qui est aujourd'hui le président de la Chambre des députés, et, enfin, dans une autre lettre de la même année 1870, adressée simultanément à l'ambassadeur d'Italie à Washington et au Consul Général de la même nation à New-York, — lettre dans laquelle j'ai prophétisé les actes politiques qui depuis se sont passés, et qui viendront à se passer dans un prochain avenir, pour compléter le programme que j'avais tracé dans les lignes suivantes:

« La stessa Alleanza chi per non destare contro l'Aus-
» tria i sospetti della Francia, a preferito di circondare
» l'Ungheria coll' elemento ostile della Moldo-Vallachia
» sotto un capo prussiano, darà all' Austria la Bosnia,
« per fare il cerchio ostile intorno all'Ungheria pieno,
« mentre che le parti contigue saranno sotto il giogo
« della Russia. Dunque, Signor Ambasciatore, se il Re
« d'Italia non arma due millioni di soldati *regolari*, la
« storia dira in un tempo non distante : Finis Italiae,
« finis Hungariae, finis juris populorum. »

« (La même Alliance qui, pour ne pas éveiller con-
« tre l'Autriche les soupçons de la France, a préféré
« d'entourer la Hongrie avec l'élément hostile de la
« Moldo-Valachie sous un chef prussien, donnera à
« l'Autriche la Bosnie, pour faire le cercle hostile, étrei-
« gnant la Hongrie, parfait, tandis que les parties
« contiguës seront sous le joug de la Russie. Donc,
« Monsieur l'Ambassadeur, si le Roi d'Italie n'arme pas
« deux millions de soldats *réguliers*, l'histoire dira dans
« un temps non lointain : Finis Italiae, finis Hungariae,
« finis juris populorum.) »

Messieurs les Sénateurs, Messieurs les Députés, j'ai
éclairé vos consciences autant que les limites étroites,
accordées à un entrefilet dans un Mémoire d'une
nature tout à fait différente, me l'ont permis ; que de
leur côté les intrigants continuent maintenant leur
manœuvres sinistres contre moi, je ne cesserai pas de
mon côté de mettre mon espoir dans la justice divine et
dans le jugement du peuple qui a bâti un temple à la
Raison.

Paris, le 8 avril 1881. (Réédité, Paris, août 1897.)

Maurice DEUTSCH, Médecin

2, rue Hippolyte-Lebas.

(Actuellement, 10, rue Manuel, Paris).

Note supplémentaire. — *Dans la nouvelle Édition
de 1897 une partie de l'ancienne édition de 1881 est*

omise, pour être reproduite et élargie dans une su... publication ; d'autre part, dans l'Edition d'aujourd'... sont ajoutées quelques observations concernant des fai... anciens, et d'autres, appartenant au Présent.

Août, 1897.

L'AUTEUR.

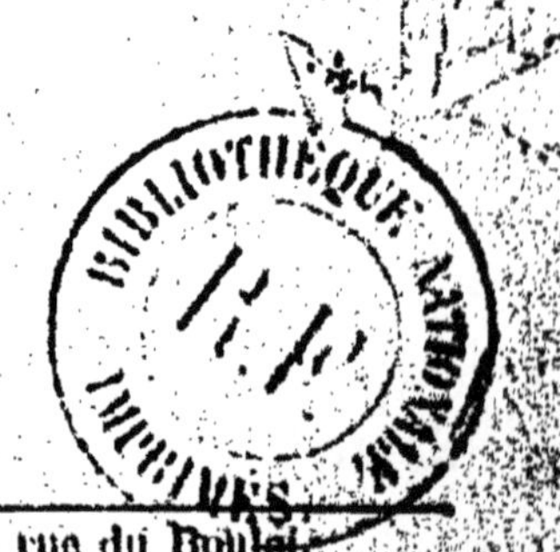

Paris. — Imprimerie PAUL DUPONT, 4, rue du Boulo...

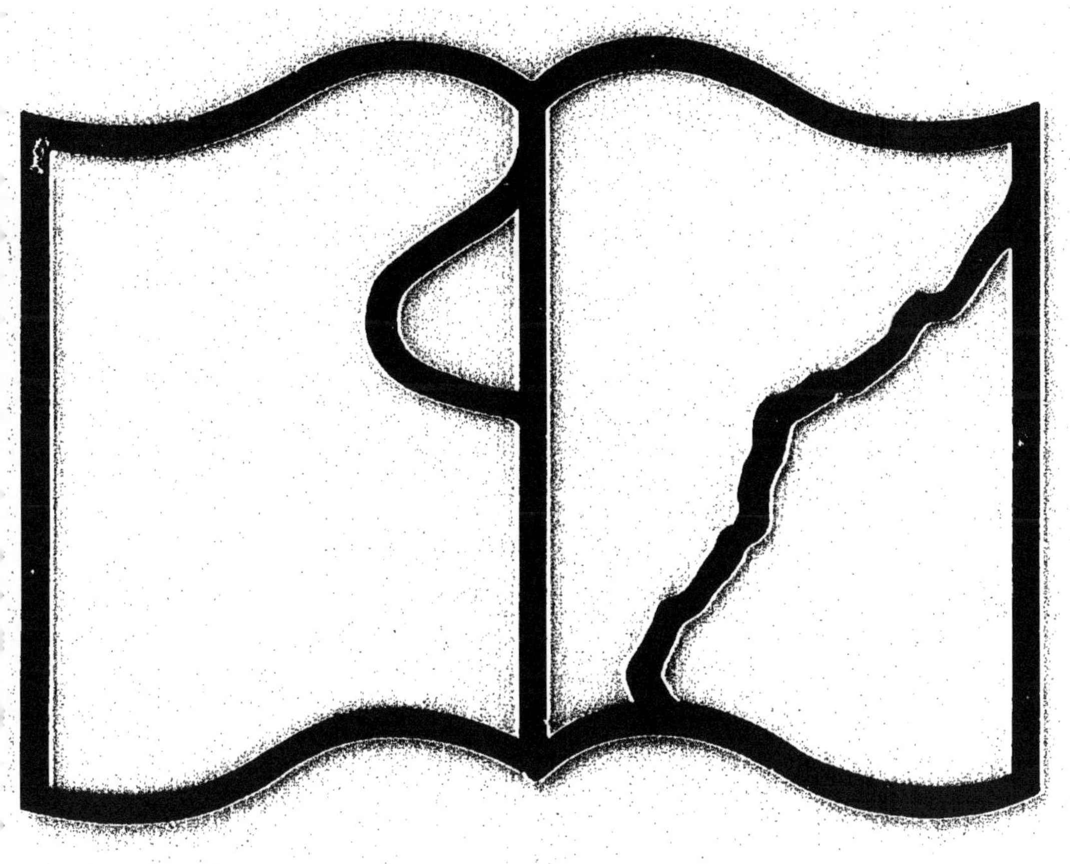

Texte détérioré — reliure défectueuse

NF Z 43-120-11